ÉTUDE

SUR

UN FAIT DE PLEURÉSIE

AVEC

ÉPANCHEMENT PURULENT D'EMBLÉE

PAR

MICHAILESCU

DOCTEUR EN MÉDECINE DE LA FACULTÉ DE PARIS

PARIS
ALPHONSE DERENNE
52, Boulevard Saint-Michel, 52
1880

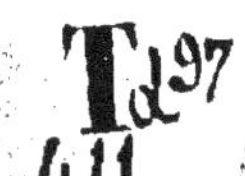

ÉTUDE

SUR

UN FAIT DE PLEURÉSIE

AVEC

ÉPANCHEMENT PURULENT D'EMBLÉE

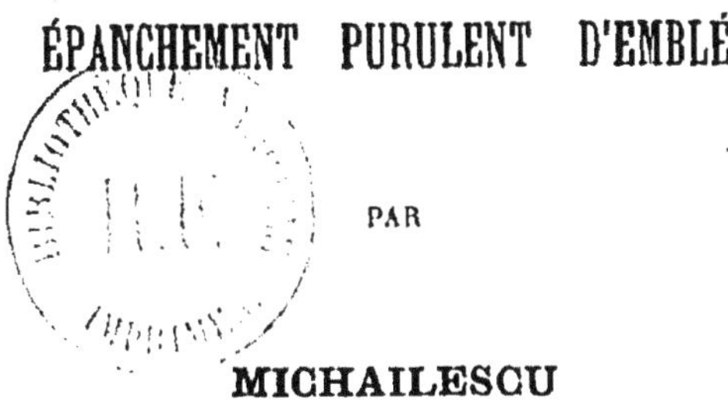

PAR

MICHAILESCU

DOCTEUR EN MÉDECINE DE LA FACULTÉ DE PARIS

PARIS

ALPHONSE DERENNE

52, Boulevard Saint-Michel, 52

1880

A MON PÈRE

MON MEILLEUR AMI

Je n'oublierai jamais les grands sacrifices que tu t'es imposés pour m'entretenir à Paris.

A MA BONNE MÈRE

Loin de toi, je n'ai pas oublié un seul instant les bons soins dont tu as entouré mon enfance.

A MON PRÉSIDENT DE THÈSE

M. MICHEL PETER

Professeur de Pathologie interne à la Faculté de Médecine de Paris.
Médecin de l'hôpital de la Pitié.
Membre de l'Académie de médecine.
Chevalier de la Légion-d'Honneur.

Je n'oublierai jamais, cher maître, ce que je dois à vos savantes leçons, à vos bontés et à l'intérêt particulier que vous m'avez porté. Je suis heureux qu'il me soit permis, comme votre élève, de vous exprimer mes sentiments sincères d'éternelle et respectueuse reconnaissance.

A TOUS LES PROFESSEURS

DE LA FACULTÉ DE MÉDECINE DE BUCHAREST

ÉTUDE

SUR UN FAIT DE PLEURÉSIE

AVEC

ÉPANCHEMENT PURULENT D'EMBLÉE

INTRODUCTION

C'est un fait clinique que nous avons eu la bonne fortune d'observer l'hiver dernier à la Pitié et les réflexions auxquelles il a donné lieu de la part de M. Lancereaux, qui nous ont donné l'idée de ce travail.

Nous avons alors fait des recherches dans les nombreux travaux qui dans ces dernières années ont été publiés sur la pleurésie purulente et nous avons été étonné de n'y trouver aucun fait semblable au nôtre.

Il faut bien dire que presque tous les auteurs récents ont étudié la pleurésie et l'empyème surtout au point de vue de leur traitement par les nouvelles méthodes. Aussi dans presque toutes leurs observations c'est la partie thérapeutique qui se fait la part du lion. Un très petit nombre de faits contiennent des renseignements complets sur la cause, sur le mode de début de l'affection, circonstances qui font précisément l'intérêt principal du cas que nous avons eu sous les yeux.

Pour le dire en passant, nous avons été frappé aussi, chemin faisant, dans nos recherches bibliographiques de la rareté relative de la pleurésie purulente primitive par rapport au grand nombre de cas publiés d'épanchements séreux devenus purulents dans l'intervalle de deux ponctions. Il nous semble évident à ce propos que si l'empyème parait aujourd'hui plus fréquent qu'autrefois, c'est au moins en partie à l'application de la thoracentèse et surtout des ponctions répétées à des pleurésies de toute nature et dans toutes les périodes de leur évolution qu'il faut attribuer cette recrudescence. Mais n'allons pas plus avant dans ce domaine qui ne doit pas être le nôtre et où nous voyons les plus grandes autorités se ranger sous des drapeaux différents.

Cette absence de faits analogues dans la littérature médicale récente ne nous a pas découragé.

Nous avons pensé qu'il n'y en avait pas moins, malgré sa rareté au moins apparente, un certain intérêt dans la publication de notre observation, et des conclusions que nous avons cru pouvoir en tirer tout en regrettant que ces conclusions ne soient pas basées sur un plus grand nombre de faits.

Heureux si notre travail peut contribuer dans quelques cas à faciliter le diagnostic parfois si difficile de la nature des épanchements pleuraux.

Observation I.

Le nommé G. Henri, âgé de 20 ans, entre le 22 janvier 1880 à l'hôpital de la Pitié, service de M. Lancereaux, salle Sainte-Marthe n° 34, pour une affection fébrile avec courbature, céphalalgie, diarrhée datant d'une dizaine de jours.

Le père de ce jeune homme serait mort à 48 ans, dans le cours d'une attaque de rhumatisme.

Sa mère est vivante et bien portante, il n'a jamais eu ni frères ni sœurs.

Sa santé antérieure a toujours été parfaite, il ne se rappelle pas avoir jamais été malade avant le début de l'affection actuelle.

Exerçant antérieurement le métier d'infirmier, G... a, il y a deux mois, été obligé, faute d'ouvrage, de s'engager comme ouvrier terrassier. Dans les trois dernières semaines en particulier, il travaillait à Ivry à des travaux de fondation. Par un temps humide et froid, il était occupé 11 heures par jour en plein air à cette rude besogne, passant une partie de la journée à piocher dans des souterrains, aussi tous les soirs se sentait-il très fatigué par ce labeur nouveau pour lui.

Depuis une dizaine de jours cette fatigue est devenue continue, s'accompagnant d'une courbature générale de plus en plus forte.

L'appétit a disparu, les forces ont rapidement diminué au point qu'il a dû cesser tout travail il y a 4 jours.

Depuis lors il est resté au lit chez lui avec de la fièvre, de la céphalalgie, des nausées, un peu de diarrhée depuis avant-hier, pas de vomissements, pas d'épistaxis.

Voyant que son état ne s'améliore pas, il se décide à entrer à l'hôpital.

A son entrée on constate l'état suivant : G.... est un jeune homme paraissant vigoureux, bien constitué.

La peau est chaude mais sans présenter une température excessive. T. 39°,4 le soir de son entrée, 38°,8 le lendemain matin.

Le pouls régulier ample, non dicrote, bat 100 fois par minute. — Le malade répond très bien aux questions, il se sent très affaibli mais sa physionomie presque naturelle présente cependant une certaine expression de stupeur.

Il se plaint d'une violente céphalalgie lancinante occupant surtout le front. Quand il s'assied sur son lit ou qu'il se lève, il se sent un peu étourdi. — Il dort fort mal depuis le début des accidents.

L'appétit a complétement disparu depuis plusieurs jours. — La soif est modérée. — La bouche est amère, pâteuse. — La langue non tremblante, est chargée sur la base dorsale d'un épais enduit jaunâtre, la pointe et les bords en sont un peu rouges.

L'abdomen est très légèrement météorisé. La pression des deux fosses iliaques est un peu douloureuse; on n'y constate pas de gargouillement, pas de taches rosées lenticulaires.

Le malade a dans les 24 heures, 3 ou 4 selles jaunâtres demi-liquides assez abondantes, précédées de coliques légères.

Le foie ne descend pas au-dessous du rebord costal.

La rate ne paraît pas augmentée de volume.

La percussion des régions hépatique et splénique est indolente.

L'examen de la poitrine ne démontre absolument rien d'anormal; — la sonorité pulmonaire est partout conservée. L'oreille entend partout le murmure vésiculaire normal sans aucun mélange de râles.— Les bruits du cœur sont absolument normaux.

L'urine, assez foncée en couleur, laissant déposer par le refroidissement un léger précipité d'urates, ne renferme pas d'albumine.

En présence de cet état, la question d'une fièvre typhoïde au début pouvait se poser cependant il manquait pour affirmer le diagnostic un certain nombre de signes presque constants. Le malade n'avait pas eu d'épistaxis, on ne trouvait dans la poitrine aucune trace des râles caractéristiques de la bronchite typhoïde; pas même cet enrouement léger, mais général, du murmure vésiculaire qui précède toujours l'apparition des ronchus sonores.

L'enduit lingual, l'état nauséeux, les caractères objectifs de l'urine étaient bien plutôt caractéristiques d'un embarras gastrique fébrile.

Ce fut donc à une fièvre catarrhale avec détermination gastro-intestinale que conclut M. Lancereaux.

Traitement. — Ipéca stibié.

Les jours suivants même état.

La température est aux environs de 38° le matin, et le soir dépasse 39 de quelques dixièmes.

Le 25, deux verres d'eau de Sedlitz.

A partir de ce jour là, le malade commença à se plaindre d'une douleur vive à la partie inférieure de la poitrine à droite.

La pression et la percussion étaient douloureuses dans les 7e et 8e espaces intercostaux. La pression était particulièrement douloureuse au niveau des trous de conjugaison et de l'angle costal.

Pas de toux, pas d'expectoration. — Légère sensation de gêne respiratoire produite par la douleur.

A l'examen de la poitrine par la percussion et l'auscultation, on ne constate, ni ce jour là ni les jours suivants, aucune altération de l'état normal.

Ce nouveau symptôme ne nous paraissait donc qu'une confirmation de notre diagnostic, car on sait combien la névralgie intercostale se montre fréquemment dans l'état catarrhal surtout chez les femmes et les jeunes sujets.

Le 1er février le malade est pris brusquement dans l'après-midi d'une sensation de froid très vif avec léger frissonnement.

La douleur du côté droit devient extrêmement intense ; en même temps apparition d'une douleur très vive dans l'épaule droite. — Le malade immobilise complétement son bras droit; il évite même, autant que possible, de se mouvoir, tous les mouvements répondant douloureusement dans son articulation ; il pousse des cris lorsqu'on touche la région malade même très légèrement.

La température le soir est de 40°, 4.

Le lendemain matin nous le trouvons dans l'état suivant :

La peau très chaude est couverte d'une sueur abondante généralisée. — La face animée exprime une douleur extrêmement vive. — La respiration est fréquente, pénible, de temps en temps une petite toux sèche.

A l'examen de la poitrine nous constatons l'état suivant :

Matité absolue du côté droit remontant depuis la base jusqu'à l'angle inférieur de l'omoplate, submatité dans la fosse sous épineuse et l'espace scapulo-vertébral ; — son légèrement tympanique sous la clavicule droite.

Les vibrations vocales sont tout à fait abolies à la partie inférieure et sont fortement diminuées dans toute l'étendue du côté droit.

A l'auscultation nous trouvons un silence absolu dans toute la partie inférieure jusqu'à l'angle scapulaire. — A partir de cette hauteur dans la fosse sous-épineuse et entre la colonne vertébrale et l'omoplate souffle broncho-pleurétique doux, à timbre un peu aigre, et égophonie très nette. Murmure vésiculaire affaibli au sommet, en avant et en arrière.

Rien d'anormal à gauche. L'épaule droite est toujours très douloureuse, le malade ne peut supporter le moindre contact, elle ne présente ni rougeur ni gonflement.

Sensation très vive de brisement général, mais pas de douleurs localisées dans les autres jointures. T. 40°,5, le soir 40°,3.

En présence de ce nouvel ensemble symptomatique M. Lancereaux porta le diagnostic de rhumatisme articulaire aigu, débutant à la fois par la plèvre et par une arthrite scapulaire, il constata cependant la rareté de l'apparition d'une attaque de rhumatisme dans le cours d'un état catarrhal ou de l'existence d'une fièvre rhumatismale précédant aussi longtemps les manifestations du côté des séreuses et des articulations.

Traitement. — Potion avec salicylate de soude 4 gr.

Le 3 février au soir 40°,3, le matin 40°,5.

Mêmes douleurs dans l'épaule ; douleurs assez vives dans le genou gauche, le point de côté est moins violent.

La matité complète remonte ce matin jusqu'à la partie moyenne de la fosse sous-épineuse.

Le 4. — 39°,2 le matin, 40°, le soir, même état de la poitrine. La sensibilité de l'épaule a un peu diminué.

Le 6. — Douleurs très-vives dans les deux régions tibio-tarsiennes sans gonflement de la région. — Le malade paraît souffrir surtout au niveau de la bourse séreuse des tendons d'Achille.

L'épanchement pleural a encore augmenté : matité complète avec abolition des vibrations dans toute la hauteur en arrière. Matité en avant jusqu'à quatre travers de doigt au-dessous de la clavicule, son scodique très net dans le creux sous-claviculaire. A l'auscultation, silence absolu en arrière, excepté au niveau de la racine des bronches et dans la fosse sus-épineuse où l'on entend un souffle éloigné : égophonie très nette en ces deux points.

La voix chuchotée se transmet très-bien dans les deux tiers supérieurs en arrière.

L'état général commence à s'altérer, inappétence, pâleur de la face avec rougeur des pommettes, sueurs nocturnes assez abondantes. La température est aux environs de 38° le matin, le soir elle varie de 39° à 39°, 6.

On porte la dose de salicylate à 6 grammes.

Le 10. — Douleurs toujours vives dans l'épaule droite et la partie postérieure des deux cou-de-pied, mais sans trace de gonflement ou de rougeur de ces régions. Douleur légère dans le genou gauche.

Mêmes signes du côté de la poitrine. Respiration toujours absolument normale à gauche.

En présence de cette absence de gonflement du côté des articulations douloureuses, de cet épanchement pleural qui ne présente pas les caractères de mobilité de la pleurésie rhumatismale, des caractères de la fièvre qui, presque nulle le matin dépasse toujours 39° le soir, de l'état général qui s'altère de plus en plus, M. Lancereaux renonce à son premier diagnostic. S'appuyant d'une part sur l'âge et l'état de surmenage du sujet, il conclut à l'existence d'une pleurésie avec épanchement d'emblée purulent, d'une pleurite phlegmoneuse. Quant aux douleurs articulaires, il les compare avec celles qui accompagnent l'ostéo-périostite phlegmoneuse diffuse et font si souvent dans ces cas envoyer les jeunes malades dans les services de médecine avec le diagnostic de rhumatisme articulaire aigu.

On supprime le salicylate. Potion de Todd avec 4 grammes d'extrait de quinquina.

De plus, on propose la ponction au malade, mais celui-ci, très pusillanime, s'y refuse absolument. On lui applique alors un large vésicatoire couvrant toute la partie inférieure de la poitrine en arrière à droite.

15 *février*. — Les douleurs de l'épaule ont beaucoup diminué, mais le malade souffre encore beaucoup des pieds, surtout du pied droit. Même état de la poitrine; mêmes signes généraux.

19 *février*. — On constate la formation d'une petite eschare au sacrum.

24 *février*. — Même état de la poitrine, dilatation très marquée du côté droit qui paraît beaucoup plus épais que le gauche quand on saisit la poitrine entre les deux mains placées l'une en avant, l'autre en arrière. Un peu d'œdème de la paroi à droite, à la partie inférieure. Le point de côté a disparu, et depuis quelques jours, le malade se couche constamment sur le côté malade. La dyspnée est, du reste, modérée. Petite toux sèche de temps en temps.

Les signes physiques de l'épanchement sont toujours les mêmes. Silence absolu en arrière, sauf au niveau de la racine des bronches où l'on entend un souffle éloigné. La voix chuchotée continue à être perçue parfaitement dans les deux tiers supérieurs du thorax.

Les douleurs articulaires ont presque entièrement disparu. L'affaiblissement progresse. Le malade ne mange presque pas. La fièvre continue ainsi que les sueurs nocturnes.

Dans les derniers jours de février, la rémission matinale devient presque nulle; la température se maintient constamment au-dessus de 39°.

On finit, à force de sollicitations, par décider le malade à la ponction.

Le 3 mars. — M. Lancereaux pratique la thoracentèse. La ponction est faite dans le huitième espace intercostal avec le trocart n° 2 de l'appareil Potain. En vingt minutes environ, il s'écoule trois litres et demi de pus parfaitement lié, homogène, ayant absolument l'aspect de pus phlegmoneux. Les dernières gouttes de liquide sont légèrement teintées de sang. On retire la canule. Le malade est pris à ce moment d'une toux quinteuse sans expectoration qui ne dure que quelques minutes. La température axillaire qui était de 37°,8 avant la ponction est de 36° immédiatement après, mais il faut évidemment tenir compte dans ce fait du refroidissement produit par l'exposition assez prolongée d'une partie des téguments à l'air extérieur.

L'auscultation pratiquée aussitôt fait entendre dans tout le côté droit le murmure vésiculaire sans mélange de souffle ni de frottements. Il est affaibli partout et cet affaiblissement est d'autant plus marqué que l'on descend vers la base. — Le soir la température reste à 37°,2. Le malade se trouve extrêmement soulagé.

Le 4 mars. — T. 36° le matin, 37°,6 le soir. La matité est complète en arrière. On entend le murmure vésiculaire affaibli sans souffle dans les deux tiers supérieurs. Le malade se sent très bien.

Le 10 mars. — L'état général se maintient bon. Appétit. Sommeil. Pas de fièvre. L'eschare diminue rapidement. L'œdème de la paroi a disparu.

Le 13 mars. — Un peu de fièvre hier soir.

Le 17 mars. — Frisson assez violent hier au soir. T. 39°,6. Le silence respiratoire remonte jusqu'à l'épine de l'omoplate, toujours pas de souffle.

Le 19. — Au soir, frissons répétés, angoisse, dyspnée.

Le 20. — Sur le refus absolu du malade de se laisser pratiquer l'empyème, on pratique une nouvelle ponction avec le même instrument et dans un point très voisin de la première.

Issue de 3 litres environ d'un liquide absolument semblable. On s'arrête de même au moment où il commence à se teinter de sang. T. avant la ponction 38°, le soir 36°,8.

Le soulagement est un peu moins marqué qu'après la première opération.

Le lendemain matin, T. 38°.

Le malade a bien dormi, il a de l'appétit.

Les jours suivants la température oscille autour de 38°. L'épanchement se reproduit progressivement.

Le malade recommence à pâlir et à s'affaiblir, — son eschare s'agrandit de nouveau.

L'œdème de la paroi reparaît dans les premiers jours d'avril. — On lui propose à plusieurs reprises l'empyème qu'il continue à refuser.

Le 13 *avril*, on constate la formation au niveau du 5e espace intercostal à trois travers de doigt en dehors du mamelon d'une tuméfaction arrondie, fluctuante avec rougeur de la peau.

Le malade est très amaigri, il transpire abondamment la nuit, il a un peu de diarrhée depuis quelques jours.

Le 15 *avril*. — On pratique sur la tumeur du 5ᵉ espace une incision de 0,04 cent. de longueur. — On tombe du premier coup dans un foyer communiquant largement avec la cavité thoracique. Il s'écoule par l'incision à peu près 2 litres de pus mêlé de sang ; soulagement très marqué aussitôt après l'opération.

On entend alors la respiration très affaiblie dans toute la hauteur, mêlée de quelques gros frottements.

Un drain est introduit dans l'orifice et l'on fait immédiatement une injection avec deux seringues d'eau phéniquée à 1/200. Cette injection est répétée matin et soir les jours suivants.

T. 38° 4 avant l'opération. — 38° le soir.

Les jours suivants l'amélioration est rapide. — L'appétit revient, la force et les couleurs aussi, les sueurs nocturnes disparaissent. — L'eschare se referme rapidement. La température reste encore quelques jours au-dessus de 38°, mais à partir du 21 avril elle devient normale.

L'écoulement purulent par le drain et la plaie cesse promptement d'être abondant.

Le 2 *mai*. — Le malade en changeant de position fait sortir le drain de la plaie et on ne peut le replacer à cause du rétrécissement considérable du trajet.

On continue pendant quelques jours encore les injections phéniquées en introduisant la canule de la seringue dans le trajet. Du reste il n'entre plus dans la poitrine qu'une faible quantité de liquide qui s'écoule presqu'aussitôt le long de l'instrument.

A ce moment on entend la respiration affaiblie et mêlée par places de gros frottements, dans toute la hauteur en arrière. Il ne reste de matité absolue que latéralement au-dessous de l'orifice, jusqu'à la base et au-dessus de lui, jusqu'à la huitième côte. En ces points on n'entend pas le murmure vésiculaire.

4 *mai*. — Le malade se lève. On cesse les injections. Pendant les

semaines suivantes, l'état général s'améliore rapidement, les forces et l'embonpoint reviennent ; la fistule ne laisse écouler qu'une petite quantité de pus séreux. Le malade part pour Vincennes le 28 juin.

Dans les premiers jours d'août, il vient se montrer à la consultation. L'aspect du malade est celui d'une excellente santé. Il conserve au centre de la cicatrice de sa plaie un petit bourgeon charnu qui laisse suinter quelques gouttes de pus.

La sonorité est encore affaiblie dans toute l'étendue du côté droit. On ne trouve plus en arrière qu'un léger affaiblissement du murmure vésiculaire et quelques frottements à la base.

Frottements assez gros en avant au-dessus de la plaie. La mensuration de la poitrine pratiquée sur le diamètre passant par la 6e apophyse épineuse dorsale et par le mamelon donne 4 centimètres de moins pour le côté droit que pour le côté gauche.

Le 16 *septembre*. Le malade rentre dans le service pour une grippe légère avec toux quinteuse la nuit. On ne constate aucun signe anormal du côté de la poitrine, sauf quelques frottements à la base droite et avant. La plaie thoracique est presque complètement cicatrisée, il ne reste à son centre qu'une petite surface de la grosseur d'un pois, recouverte d'une croûte.

La rétraction de la poitrine est encore plus manifeste qu'il y a un mois. On trouve à la mensuration une différence de six centimètres entre les deux côtés.

HISTORIQUE. — ETIOLOGIE.

Nos recherches historiques ont été grandement facilitées par la bibliographie, très complète pour ces dernières années, que donne M. Homolle dans son excellente revue critique sur la pleurésie, publiée cette année même dans la *Revue des Sciences Médicales*.

Pour les époques antérieures nous avons consulté les sources indiquées dans la thèse d'agrégation de M. Damaschino.

Parmi le très grand nombre d'observations de pleurésie purulente que nous avons ainsi compulsées, la plupart, nous l'avons déjà dit, ont été publiées uniquement au point de vue des résultats de tel ou tel procédé de traitement.

Quelques faits seulement nous ont paru se rapprocher de celui que nous venons de rapporter, soit sous le rapport de l'âge et des conditions hygiéniques des malades, soit par la rapidité de formation et la purulence d'emblée de l'épanchement. Nous aurons l'occasion chemin faisant de citer brièvement quelques-unes de ces observations.

Mais aucun de ces faits ne nous a paru présenter avec le nôtre une similitude assez complète pour pouvoir lui être comparé au point d'en tirer des conclusions formelles.

Quelles sont les causes attribuées par les auteurs à la pleurésie purulente? Dans quels cas, d'après eux, l'épanchement est-il purulent d'emblée?

Il nous a été impossible de trouver la notion d'une

cause précise de la suppuration pleurale dans les auteurs antérieurs à ces vingt dernières années. Rilliet et Barthez (1) dans leur magnifique ouvrage ne s'expliquent pas complètement à cet égard, mais ils laissent pressentir qu'ils croient que le jour viendra où l'on arrivera à la connaissance de la cause de la formation du pus. Voici comment ils s'expriment :

« Sous le nom de pleurésie se trouvent comprises des « affections de nature fort différente ; tantôt on en connaît « la cause. Dans bien des cas la cause échappe, ou bien « elle réside dans une de ces modifications profondes et « graves de l'économie dont la nature est inconnue et dont « le résultat est la formation du pus. »

M. Damaschino (2) dont l'excellente thèse d'agrégation contient un résumé complet de la question au moins telle qu'on la comprenait il y a dix ans, écrit ce qui suit à propos de l'étiologie générale de la pleurésie purulente :

« La plupart des auteurs ont admis qu'entre ces deux « variétés de pleurésie, il n'y a qu'une différence de degré, « la pleurésie purulente, pour eux, n'étant que le degré le « plus élevé de la pleurésie simple. Que dans quelques cas « il en soit ainsi, il est impossible de le nier, mais ce que « nous devons affirmer c'est que dans beaucoup de cas il « y a entre ces pleurésies une différence de cause et de « nature »

Après avoir passé en revue les maladies qui peuvent se

1. Barthez et Rilliet. — Traité des maladies des enfants. 2e Edition T. I. page 580.

2. Damaschino, — Pleurésie purulente, —Thèse d'Agrégation. 1869.

compliquer de pleurésie purulente (fièvre typhoïde, fièvres éruptives etc.) et celles où l'épanchement purulent peut être considéré comme un des symptômes de l'affection, (infection purulente, traumatique ou puerpérale), M. Damaschino arrive à la physiologie pathologique proprement dite.

Il rappelle, d'après M. le professeur Sée, la localisation des inflammations chez les animaux soumis à l'inanition sur les organes dont on a sectionné les nerfs ganglionnaires, puis il s'exprime comme il suit :

« A ces paralysies expérimentales correspondent chez « l'homme, les divers états décrits sous le nom de stupeur « nerveuse et d'état typhique ou typhoïde qui peuvent se « rencontrer dans des maladies si diverses.

« Or, cette faiblesse particulière qui prédispose à la for- « mation du pus a pour caractère d'affecter d'une manière « spéciale les fonctions d'assimilation et de désassimilation « et ces causes seront toutes celles qui porteront à ces « fonctions une grave atteinte. Parmi ces causes nous trou- « vons : la privation des aliments nécessaires, la famine, « l'état puerpéral, si fécond en phlegmasies suppurantes ; « les affections typhiques, qui non-seulement prostrent « l'innervation, mais encore attaquent avec plus ou moins « de force toutes les fonctions assimilatrices. »

On le voit, M. Damaschino, tout en énumérant toutes les circonstances pathologiques, créant des conditions analogues à celles que produisent physiologiquement des fatigues exagérées, ne parle pas du surmenage.

M. Moutard-Martin (1) le cite par contre dans son

1. Moutard-Martin. *De la pleurésie purulente et de son traitement.*

livre, mais sans insister davantage en faisant l'énumération des causes de l'épanchement purulent.

M. le professeur Peter (1), après avoir insisté dans ses leçons sur la nécessité de traiter dès le début la fièvre pleurétique pour empêcher la persistance et la transformation de l'épanchement, s'exprime en ces termes à propos de la pleurésie purulente des enfants :

« Je ne veux point quitter ce triste sujet de la pleurésie « purulente sans vous dire à quel point elle est fréquente « chez les enfants. Assurément la suppuration de la plèvre « peut tenir dans le jeune âge à l'activité même de la vie, « à ce que le *nisus formativus* procède alors plus rapide- « ment dans le mal que dans le bien ; mais, indépendam- « ment de ces conditions toutes physiologiques et qui sont « communes à l'enfance en général, il en est de purement « sociales et qui sont propres aux enfants des pauvres. « Misère sociale et misère physiologique marchent ordinai- « ment de conserve, aussi l'organisme du pauvre n'est-il « trop souvent qu'un pauvre organisme. »

On le voit, notre maître insiste sur les mauvaises conditions hygiéniques et alimentaires comme produisant fréquemment la pleurésie purulente. S'il ne cite pas comme cause adjuvante les fatigues disproportionnées avec l'âge et les conditions de développement de l'adolescent, c'est que c'est uniquement les enfants plus jeunes qu'il a en vue dans ce passage.

M. Lancereaux (2) dans son Traité d'anatomie patho-

1. Peter. *Leçons de clinique médicale*, *t. I. Les pleurétiques.*
2. E. Lancereaux. *Traité d'anatomie pathologique*. T. II, 1879, p. 211 et suivantes.

logique exprime de la façon suivante ses idées sur les causes de certaines pleurites suppuratives :

« On voit survenir des pleurésies suppurées sans qu'il « soit possible de soupçonner l'introduction du moindre « principe étranger dans l'organisme, mais par le fait de « circonstances locales particulières et d'un trouble général « de l'organisme. »

Rappelant les expériences de sections nerveuses de M. Bernard sur des animaux inanitiés, il invoque pour la formation d'un épanchement purulent les mêmes conditions de physiologie pathologique que nous avons vues soutenues par M. Damaschino.

Il insiste ensuite sur l'influence des mauvaises conditions hygiéniques et de toutes les causes débilitantes pour produire un trouble général de l'organisme et en particulier du système nerveux.

Dans cet état il suffira de la moindre cause déterminante agissant sur le *locus minoris resistentiæ* pour produire une phlegmasie qui sera d'emblée suppurative.

On voit combien cette théorie pathogénique trouve son application dans le cas de notre malade.

Si maintenant nous recherchons dans les observations isolées, publiées dans ces derniers temps, les faits où se trouvent mentionnées des circonstances étiologiques analogues, nous trouvons que ces faits sont malheureusement très peu nombreux.

Dans une observation très intéressante publiée par M. le Dr Guimbert de Cannes, nous trouvons comme cause invoquée des fatigues excessives produites par la marche et la gymnastique chez un enfant délicat. Mais dans ce fait l'épanchement a été précédé pendant quelques jours de signes de pneumonie du sommet du même côté.

Un certain nombre d'autres cas se rapportent à des sujets exerçant depuis peu une profession fatigante ou modifiant les conditions hygiéniques.

C'est ainsi que nous voyons une pleurésie d'emblée purulente signalée chez un jeune soldat (1), chez un marin nouvellement embarqué (2).

Frantzel (3) décrit sous le nom de pleurésie suraiguë une forme insolite dont il a rencontré six cas seulement en plus de quinze ans. L'affection débute, au milieu de la santé, par un violent frisson, auquel succède rapidement un état tout à fait typhoïde avec une très forte fièvre. La peau est sèche et brûlante, la température supérieure à 40°, le pouls très rapide; la stupeur est constante et souvent on observe un délire intense; la langue est sèche et fendillée, la soif excessive, l'appétit nul; la diarrhée peut se produire dès ce moment, la rate est souvent tuméfiée dès les premiers jours; en un mot, l'état du malade est tout à fait comparable à celui d'un typhique. Toutefois la brusquerie et la violence du début, l'accélération du pouls, la cyanose doivent conduire au diagnostic que l'examen de la poitrine rend certain. Les accidents se poursuivent avec la même violence, la respiration est très rapide et la dyspnée extrême, le point de côté très douloureux, et dans les huit premiers jours, la thoracentèse s'impose comme opération

1. Dr Carré d'Avignon, *in Lyon Medical*, 1874.

2. *Medical Times and Gazet.* 1874.

3. Fräntzel, *in Hand buch der spez, Pathologie und therapie V. Ziemssen. Pleurésie* T. IV, 2e partie, 2e édition 1877.

d'urgence et donne issue à un liquide purulent. Le soulagement dure peu et la ponction doit être renouvelée ou l'opération de l'empyème doit être pratiquée dans un très court délai. La mort survient vers la fin de la seconde semaine.

Nous avons trouvé cette citation malheureusement incomplète dans la revue de M. Homolle. La dernière édition de l'ouvrage de Frantzel n'existant pas à la bibliothèque de la Faculté, nous ne pouvons donc savoir ni quel était l'âge des malades, ni quels étaient leurs antécédents.

A côté du surmenage physiologique, nous pouvons ranger l'affaiblissement produit par une affection fébrile antérieure. Dans cet ordre d'idées, nous avons trouvé un certain nombre de faits.

M. Oulmont (1) rapporte un cas où l'épanchement phlegmoneux s'était produit chez un cocher de 20 ans, cinq mois après la guérison d'une fièvre typhoïde.

M. Verliac (2) a vu le même fait se produire chez un enfant qui avait eu le croup un mois auparavant.

Enfin M. le professeur Laboulbène (3) a publié un cas de pleurésie purulente d'emblée survenant dans le cours d'une grippe chez une petite fille de 11 ans. Peut-être dans ce cas les symptômes rapportés à l'état catarrhal n'étaient-ils que des prodromes analogues à ceux qu'a présentés notre malade.

Certaines causes de débilitation pathologique chronique

1. Oulmont, Thèse. Paris, 1844.
2. Verliac, Thèse. Paris, 1865.
3. Laboulbène, *Bulletin général de thérapeutique*.

pourraient encore produire des pleurésies purulentes d'emblée.

Heyfelder (1) en rapporte un cas dans la cachexie paludéenne.

Divers auteurs ont vu le même fait dans la néphrite albumineuse.

M. Lancereaux (2) dit avoir observé assez fréquemment des épanchements purulents du côté paralysé chez des hémiplégiques.

C'est ainsi encore que nous avons vu, il y a deux mois, arriver presque mourant, dans son service, un homme qui, à la suite d'un scorbut contracté dans les prisons, avait dans la plèvre gauche deux litres de pus phlegmoneux.

Une dernière cause dont l'influence est encore comparable à celle du surmenage, à cause de l'affaiblissement général qu'elle détermine, est constituée par la grossesse et l'état puerpéral. Mais ici la question devient très complexe à cause de l'imminence pyogénique produite par la parturition.

Nous ne voulons donc pas entrer dans une discussion qui nous éloignerait trop de notre sujet.

Constatons seulement que toutes les pleurésies purulentes consécutives à l'accouchement ne doivent pas être rapportées à l'infection purulente puerpérale, telle du moins qu'on la conçoit habituellement, puisque nous avons trouvé deux cas de ce genre terminés par la guérison.

Le premier appartient à M. Guyot (3), le second est un

2. Cité in Damaschino.

2. Lancereaux, *Loco citato*.

3. Guyot, *in Union médicale*, 1876.

fait de pleurésie interlobaire avec vomique publié par M. Perrier (1).

SYMPTOMES

Ce qu'il y a évidemment de particulier dans l'histoire de notre malade au point de vue symptomatique, c'est d'une part les phénomènes du début, d'autre part les manifestations absolument anormales en pareil cas, qui se sont produites du côté de quelques séreuses articulaires et tendineuses au moment de la formation de l'épanchement.

Dans le nombre très considérable de cas de pleurésies purulentes ou autres que nous avons compulsés pour la rédaction de ce travail, nous n'avons jamais trouvé signalée l'existence d'un état général analogue à celui que présentait le sujet de notre observation depuis quinze jours environ, avant le début de sa pleurésie.

L'état de la langue, la courbature généralisée et jusqu'à un certain point les circonstances étiologiques et saisonnières, la forme de la courbe thermique avaient conduit M. Lancereaux au diagnostic : embarras gastro-intestinal fébrile à forme prolongée chez un sujet surmené.

Nous avons déjà vu sur quels symptômes positifs ou négatifs il s'était basé pour ne pas admettre l'existence d'une fièvre typhoïde ; en tous cas, si l'hypothèse d'une dothiénenterie avait pu se présenter au premier aspect du malade, au bout de deux ou trois jours cette idée n'était

1. Perrier, Thèse. Paris, 1878.

plus admissible. Nous ne constations en effet, ni l'éruption des taches rosées lenticulaires, ni les râles ronflants et sibilants qui ne font pour ainsi dire jamais défaut à la fin de la première semaine d'un typhus abdominal.

Certains signes cependant auraient pu peut-être nous tenir en éveil parce qu'ils ne se présentent pas d'une façon habituelle dans l'état gastro-intestinal.

La diarrhée, par exemple, existait à partir du moment où le malade s'était vu obligé à cesser son travail.

L'intensité des douleurs contusives, de la sensation de brisement qu'il ressentait dans les membres était bien vive pour un simple état gastrique.

Enfin son faciès sans être absolument typhique exprimait un certain degré d'hébétude, de stupeur.

C'est au milieu de ce complexus symptomatique qu'apparurent brusquement les accidents thoraciques et articulaires. Occupons-nous d'abord de ces derniers.

L'épaule droite était le siége d'une douleur excessive continue, très intense au repos, mais s'exaspérant tellement au moindre mouvement que le malade s'immobilisait tout entier pour ne pas imprimer la plus légère secousse à son articulation.

Si l'on venait à explorer la région douloureuse, le plus léger contact faisait pousser un cri au malade. Cependant l'œil ne percevait aucun gonflement, aucune rougeur, la main aucune élévation de la température locale.

Les douleurs que présenta ensuite le malade dans le genou gauche et au niveau des bourses séreuses des tendons d'Achille présentèrent absolument les mêmes caractères.

Arrivons maintenant aux symptômes pleuraux.

Le point de côté fut extrêmement vif au début et persista avec une grande acuité pendant les quinze premiers jours de l'épanchement. Même plus tard, et surtout au moment de la reproduction de l'épanchement, après les ponctions, le malade se plaignait beaucoup de son côté et ne se prêtait qu'avec répugnance à la percussion de la région.

C'est évidemment à la violence de la névrite intercostale et aux douleurs de l'épaule qu'il faut attribuer le décubitus affecté par le malade pendant la première période de sa pleurésie. Il restait alors constamment couché sur le dos. En effet, dès que ces phénomènes douloureux diminuèrent, il se tint constamment couché sur le côté malade, adoptant l'attitude sur laquelle a insisté M. le professeur Peter (1), qui la considère comme caractéristique chez les malades qui ont un des côtés de la poitrine rempli de liquide.

A l'état de repos notre malade ne présentait qu'une petite toux sèche se reproduisant à d'assez longs intervalles ; par contre, à plusieurs reprises, et dès le début de l'épanchement, nous l'avons vu, quand on le déplaçait pour l'examiner, être pris d'une courte quinte de toux ne s'accompagnant d'aucune expectoration, mais donnant lieu à une violente exacerbation du point pleurétique. C'est encore M. Peter (1) qui a attiré l'attention sur ce signe qui permet pour ainsi dire d'emblée de reconnaître l'existence d'un épanchement liquide de la plèvre.

1. Peter. *Leçons de clinique médicale*, t. I. *Les pleurétiques.*

1. Peter. *Leçons de clinique*, t. I.

A propos de l'œdème de la paroi, notons que ce phénomène que certains auteurs ont donné comme pathognomonique de l'empyème et comme se produisant rapidement dans le cas de transformation purulente du liquide n'a paru chez notre malade que six semaines après le début de sa pleurésie et quinze jours après la première ponction.

Les signes fournis par la percussion et l'auscultation ont été, dans notre cas, semblables à ceux auxquels donnent lieu tous les épanchements pleuraux abondants. Une seule particularité mérite d'être rappelée ici.

Nous avons à plusieurs reprises constaté chez notre malade l'existence d'une transmission parfaite de la voix chuchotée, d'une pectoriloquie aphonique type, au moins dans les 2/3 supérieurs du côté de la poitrine où siégeait l'épanchement.

Il y a donc là une exception à la loi posée par MM. Baccelli et Gueneau de Mussy. Nous avons, du reste, constaté de même l'existence de la pectoriloquie aphonique chez un autre malade qui a succombé cet été dans le service de M. Lancereaux à une pleurésie suppurée consécutive à un scorbut contracté dans les prisons.

Ces deux faits viennent à l'appui de l'opinion de quelques auteurs qui ont contesté dans ces derniers temps la vérité absolue de la loi de Baccelli dans tous les cas (Potain, Lereboullet, etc.).

Nous regrettons de n'avoir pas exploré chez notre malade la température locale du côté malade de la poitrine; nous aurions évidemment retrouvé dans cette recherche les phénomènes constatés par M. Peter, à savoir : une élévation constante de la température du côté malade par rapport au côté sain, une élévation brusque de la chaleur locale immédiatement après la ponction et enfin une différence thermique encore plus sensible entre les deux côtés au moment de la reproduction brusque de l'épanchement après les ponctions.

A partir de la formation de l'épanchement, les symptômes généraux et la marche de l'affection sont redevenus plus semblables à ceux dont on trouve la description dans la plupart des observations de pleurésie purulente rapportées par les auteurs.

La température générale s'est maintenue dans les premiers jours à 40° et au-dessus. Cette hyperthermie absolument insolite dans la pleurésie *a frigore* vulgaire indiquait déjà une phlogose pleurale d'une intensité ou d'une nature particulière en l'absence de tout symptôme physique ou fonctionnel pouvant faire admettre l'existence d'une pneumonie derrière l'épanchement.

Au bout de 5 à 6 jours les allures de la courbe thermique changèrent, elle prit un caractère nettement rémittent avec exacerbation vespérale considérable.

C'est sur ce fait et sur les sueurs nocturnes profuses du malade que se base surtout M. Lancereaux pour affirmer que le liquide épanché était du pus.

Restaient à expliquer les symptômes généraux du début et les douleurs articulaires et périphériques si vives qui torturaient encore notre malade.

C'est alors que notre maître compare l'inflammation spéciale, la pleurite phlegmoneuse, de notre malade aux inflammations périostiques, épiphysaires que présentent malheureusement assez fréquemment les sujets placés dans les conditions d'âge et d'hygiène où il se trouvait.

En effet cette affection propre aux adolescents, que l'on a décrite dans ces derniers temps sous les noms de périostite phlegmoneuse, d'ostéite épiphysaire (Gosselin), d'ostéomyélite (Chaissaignac, Lannelongue) que Chassaignac a dénommée pittoresquement, typhus des membres, cette affection, dis-je, surviendrait surtout, d'après M. le professeur Gosselin, chez les individus soumis à des fatigues excessives, chez des sujets surmenés.

Au point de vue symptomatique, tantôt elle débute d'emblée, tantôt elle est précédée d'un état général plus ou moins prolongé qui revêt un caractère parfois absolument typhoïde, d'autres fois moins prononcé et comparable de tous points à celui de notre malade.

De plus la détermination ostéo-périostique principale est souvent accompagnée ou même masquée par des douleurs extrêmement vives dans une ou plusieurs articulations ou du moins dans les régions articulaires au point que l'on a souvent considéré ces malades comme atteints de rhumatisme aigu.

De même, dans notre cas, l'erreur a été commise au moins pendant quelques jours.

Cette analogie si frappante aussi bien au point de vue des circonstance étiologiques qu'au point de vue de l'appareil symptomatique nous paraît insuffisante pour admettre chez notre malade une forme particulière de pleurésie dont nous n'avons malheureusement pas, répétons-le encore ici, trouvé d'exemple dans les auteurs que nous avons pu consulter.

Cette pleurésie ou plutôt, comme nous tendrions volontiers à l'admettre, cette affection générale à localisation pleurale doit évidemment être placée dans le cadre nosologique à côté de l'ostéo-périostite phlegmoneuse diffuse des jeunes sujets.

Après la première ponction et la disparition des symptômes douloureux du côté des articulations et des séreuses calcanéennes qui coïncida à peu près avec cette ponction la maladie prit les allures ordinaires de toute pleurésie purulente.

Nous n'avons donc pas à nous étendre sur les circonstances ultérieures. Disons seulement que la pusillanimité du malade en forçant à pratiquer une seconde ponction et en retardant encore ensuite de près d'un mois l'opération de l'empyème a eu pour conséquence de prolonger notablement la maladie.

Le pus chez notre malade s'est frayé une voie du côté de la paroi thoracique, il aurait pu comme dans tout empyème perforer le poumon et être rejeté par vomique.

DIAGNOSTIC

Il nous semble que bien qu'instruit par le fait dont nous venons de rapporter les détails, il nous serait peut-être difficile d'éviter en pareil cas les erreurs successives qui ont été commises et qui ne pouvaient guère être évitées, vu la marche étrange, pour une pleurésie, de l'affection de notre malade.

Tant que la localisation pleurale ne se sera pas manifestée, le diagnostic ne pourra pas même être soupçonné et l'on se trouvera forcément conduit, comme nous l'avons été, à hésiter entre un début de fièvre typhoïde et un simple embarras gastro-intestinal fébrile.

Les circonstances étiologiques, l'âge, l'intensité de la courbature généralisée peuvent aussi pendant la période prodromique faire craindre le développement d'une ostéo-périostite phlegmoneuse.

Mais quel serait le médecin ou le chirurgien qui oserait porter le diagnostic d'ostéo-myélite avant l'apparition des signes locaux de cette affection ?

Une fois l'épanchement pleural formé c'est encore et surtout l'état de fatigue extrême, le surmenage, l'âge des sujets, les symptômes généraux qui permettront d'affirmer une pleurite phlegmoneuse. Mais il est souvent impossible surtout à l'hôpital quand il s'agit d'enfants, alors qu'on ne voit les malades qu'avec une pleurésie constituée, d'avoir tous ces renseignements pourtant indispensables au diagnostic.

Dans ce cas nous en serons réduits, pour la forme que nous décrivons comme pour les autres pleurésies purulentes à soupçonner la présence du pus d'après les signes qu'a donnés M. Roger (1) et que nous ne pouvons mieux faire que de résumer ici :

« Dans la forme aiguë de la pleurésie infantile, c'est par « la violence des désordres fonctionnels que l'on soupçonne « la purulence de la collection. Le pouls monte à 130,

1. Roger. *Travail lu à la Société Médicale des Hôpitaux, in Union Médicale*, 1872.

« 180 et plus. La chaleur atteint les maxima de la pneu-
« monie 40 à 41°. Le teint est d'une pâleur mate ou
« jaunâtre, avec de la rougeur en plaques des pommettes
« comme dans les fièvres de suppuration et le faciès est
« altéré comme dans les affections les plus graves. De plus
« le pus se sécrète chez l'enfant avec une rapidité extrême
« si bien que l'épanchement qui remplit en 24 ou 48 heures
« toute une plèvre peut être déclaré purulent. »

Plus tard l'absence des phénomènes de rémission et la persistance de la fièvre avec exacerbation intense du soir viendra encore, d'après M. Roger, confirmer le diagnostic.

C'est donc surtout par l'intensité de la réaction générale et la rapidité de la formation de l'épanchement qu'il sera possible de distinguer la pleurite phlegmoneuse d'avec la pleurésie simple *a frigore*.

Les variations rapides dans l'abondance de l'épanchement et la mobilité des symptômes, ont été données dans ces derniers temps comme caractéristiques de la pleurésie rhumatismale (Lancereaux) (1). En outre l'existence antérieure ou simultanée des manifestations articulaires rendra en général la distinction facile.

Nous avons vu cependant dans notre cas l'existence même de douleur, d'abord dans l'épaule, puis dans le genou et les pieds, nous induire en erreur. Cette erreur passagère aurait pu être évitée par la constatation de l'absence de la fluxion, du gonflement, de la rougeur légère, de l'épanchement articulaire qui caractérisent les arthrites rhumatismales.

1. Lancereaux. *Traité d'anatomie pathologique*. T. II, 1879.

La pleurésie gangréneuse ou plutôt la gangrène pulmonaire à forme pleurétique (Bucquoy) sera presque impossible à différencier avant la ponction d'avec la forme qui nous occupe. Il est possible d'ailleurs que cette forme puisse se compliquer de gangrène de la séreuse ou de la surface pulmonaire.

ANATOMIE PATHOLOGIQUE

Les lésions de la pleurite phlegmoneuse sont évidemment, pour ce qui concerne l'état de la séreuse, analogues à celles de toutes les pleurésies purulentes.

Il est donc inutile d'insister sur ces altérations dont on trouve la description dans tous les livres classiques.

Les conséquences anatomiques de l'épanchement purulent, pour le poumon et la paroi thoracique ne présentent également rien de particulier pour cette variété. Ce chapitre se bornera donc à quelques remarques sur la nature du liquide épanché dans le cas que nous avons eu sous les yeux.

Chez notre malade, notre clinique présentait la plus grande analogie avec le pus des abcès chauds du tissu cellulaire, avec le pus phlegmoneux de bonne nature, cependant il n'était pas aussi épais, aussi crémeux.

Il tenait donc, si l'on veut, le milieu entre le vrai pus et les liquides plus ou moins purulents des pleurésies qui ont changé de nature.

Regrettons à ce propos de n'avoir pas eu la pensée de chercher quelle était la densité de ce liquide. Il aurait été intéressant de le comparer à ce point de vue avec les épanchements purulents pleuraux reconnaissant une autre cause.

Le liquide retiré de la poitrine de notre malade ne renfermait au moment où il s'est écoulé par l'incision aucune particule solide. Par le refroidissement et l'exposition à l'air il s'y est déposé quelques grumeaux fibrineux blanchâtres, peu volumineux. Au microscope on y a constaté un grand nombre de globules de pus.

Ce pus était inodore aussi bien au moment de l'empyème qu'à celui de la première ponction. Cette absence d'odeur peut permettre d'éliminer l'idée d'une pleurésie gangréneuse.

On a cependant cité des faits d'épanchement pleural purulent, d'odeur infecte, sans qu'il y eut de gangrène ni même de perforation pulmonaire.

Le fait pourrait donc aussi se présenter dans la pleurite phlegmoneuse, et il n'en faudrait pas pour cela conclure d'une façon absolue à l'existence d'une de ces deux complications.

A propos de la marche ultérieure des lésions chez notre malade, un fait intéressant à signaler ici, c'est que le rétrécissement thoracique a continué à s'accroître longtemps après la disparition de tous les symptômes et que c'est à notre dernière mensuration que nous avons trouvé la différence la plus grande entre les deux côtés de la poitrine.

PRONOSTIC

Si chez notre malade la terminaison a été favorable, il nous semble cependant qu'en présence d'accidents semblables à ceux qu'il a présentés, le médecin devra toujours faire des réserves sérieuses au sujet du pronostic.

A ce point de vue encore l'affection que nous avons eue sous les yeux nous paraît devoir être rapprochée de l'ostéo-périostite phlegmoneuse.

Dans cette maladie, en effet, les cas où comme chez notre sujet l'état général du début se prolonge quelques jours avant l'apparition des symptômes locaux, ont un pronostic un peu moins sévère que ceux où la détermination inflammatoire apparaît en même temps ou avant l'état typhoïde sur lequel Chassaignac a insisté le premier.

On devra donc considérer de même comme plus graves les cas de pleurite phlegmoneuse qui au lieu de présenter une période prodromique de près de quinze jours comme le nôtre se produiront presque d'emblée avec un état typhoïde plus ou moins marqué.

Dans ces circonstances, en effet, on aura à redouter outre les causes de mort qui existent dans toute pleurésie, celles qui sont la conséquence de la nature du liquide et de l'état général. La mort subite, en particulier, quel que soit son mécanisme sera d'autant plus à craindre ici qu'il s'agira toujours d'un épanchement abondant et rapidement formé.

La terminaison fatale au milieu de phénomènes ataxo-adynamiques a été observée plusieurs fois dans l'ostéo-périostite diffuse, quelquefois même à une période très rapprochée du début. Ce genre de mort sera donc également à redouter dans la pleurite phlegmoneuse.

L'existence plus ou moins prolongée d'un vaste foyer de suppuration n'est pas non plus une chose indifférente pour l'économie. La résorption du pus ou de ses éléments à la suite d'une évacuation incomplète expose encore le malade à la mort par septicémie ou même par infection.

Enfin une affection aussi grave qu'une pleurésie purulente quelle que soit son origine, même si elle guérit, place le sujet qui en a été affecté dans des conditions d'affaiblissement et de nutrition imparfaite qui sont éminemment favorables au développement de la tuberculose.

Quand le malade aura évité tous ces écueils, il n'en restera pas moins porteur d'une difformité durable sinon incurable de la poitrine qui pourra devenir une cause de gêne respiratoire plus ou moins grande et l'empêcher de se livrer à une profession manuelle active.

TRAITEMENT

Quelle devra être la conduite du médecin en présence d'un cas semblable à celui que nous avons eu sous les yeux ?

Il nous semble que sans vouloir entrer dans la discussion générale des divers modes de traitement de la pleurésie purulente qui a donné lieu dans ces derniers temps à tant de travaux intéressants de la part de nos maîtres les plus compétents, il ressort cependant de ce fait un certain nombre d'enseignements pratiques.

Nous serons bref sur ce qui a rapport à la thérapeutique de l'état général. Il est évident que l'on devra s'efforcer d'aider le malade à supporter du mieux possible les conséquences débilitantes d'une affection aussi grave. On insistera donc sur le régime et la médication toniques.

Le lait, les viandes rôties, la viande crue au besoin, les vins généreux serviront à soutenir les forces du malade. On leur associera l'alcool et le quinquina à doses élevées.

En même temps on devra combattre isolément les symptômes qui viendraient contribuer chacun pour leur part aux progrès de la débilitation.

L'opium sous ses diverses formes ou mieux encore le chloral à doses suffisantes donneront au malade le sommeil dont il a besoin. La diarrhée sera combattue dès qu'elle viendra à se montrer. Les sueurs nocturnes qui sont à la fois un signe et une cause d'affaiblissement pourront être amoindries ou abolies par l'administration de granules d'atropine. Enfin la digitale sous forme de teinture sera parfois indiquée pour combattre l'élévation excessive de la température.

Maintenant quel devra être le traitement local ?

Au début il nous semble que la meilleure pratique à suivre est celle sur laquelle a insisté M. le professeur Peter dans ses leçons cliniques.

Les applications répétées de ventouses scarifiées ne réussiront évidemment pas dans les cas de ce genre à produire la résolution de l'épanchement ; mais elles auront en tous cas l'avantage de produire un soulagement quelquefois extrêmement marqué de la douleur intercostale et par conséquent sur un des éléments les plus puissants de la dyspnée et de l'angoisse du malade.

Nous croyons aussi avec M. Peter que ces émissions sanguines locales pratiquées au début pourront favoriser la limitation de la phlogose pleurale, l'enkystement de l'épanchement.

Si ce moyen n'a pas été mis en usage dans notre cas, c'est que M. Lancereaux, trompé pendant quelques jours par la simultanéité du début des accidents thoraciques et articulaires, a cru d'abord à l'existence d'une simple pleurésie rhumatismale.

Une fois les premiers jours passés, des vésicatoires, de larges vésicatoires appliqués coup sur coup seront indiqués tant que l'on conservera un doute sérieux sur la nature du contenu pleural, et nous avons vu combien ce doute était facile à conserver si, guidé par la connaissance des circonstances étiologiques, par l'existence d'un état général grave, par la forme rémittente de la courbe thermique, on arrive à une quasi-certitude de la présence du pus dans la plèvre, peut-être sera-t-on autorisé à pratiquer la ponction plus tôt que dans une pleurésie *a frigore* présentant les signes ordinaires entre le dixième et le quinzième jour par exemple. En cas contraire et à moins de symptômes d'une gravité imminente, tels qu'une dyspnée extrême ou un déplacement considérable du cœur, on devra attendre la fin de la troisième semaine pour donner issue au contenu pleural.

La ponction sera pratiquée au lieu d'élection et avec les appareils à aspiration.

Nous croyons avec M. le professeur Peter qu'il n'y a pas d'inconvénient sérieux à vider du coup complétement la plèvre pourvu que l'on agisse avec une lenteur suffisante en faisant dans l'appareil un vide modéré.

Telle a été du reste la pratique de M. Lancereaux dans les deux ponctions qu'a subies notre malade. Il va sans dire cependant qu'en présence d'une menace de syncope, d'une expectoration albumineuse, de violentes quintes de toux, on devra aussitôt retirer l'aiguille aspiratrice.

Une fois la ponction faite, il est malheureusement très probable que le liquide se reproduira, que faire en ce cas?

Faudra-t-il tenter de nouvelles ponctions? Telle a été la pratique de plusieurs médecins et en particulier de M. Bouchut (1) qui a publié plusieurs cas de pleurésies purulentes chez des enfants, guéris par des ponctions répétées. Mais c'est là un mode de guérison bien lent, puisque chez certains des malades de M. Bouchut, la cure a demandé jusqu'à six et huit mois; de plus, il n'est pas suffisant pour tous les cas, même chez l'enfant, comme le prouve une observation de M. le Dr Gimbert (2) que nous avons déjà eu l'occasion de citer. Le médecin, en présence du refus absolu de la famille de laisser pratiquer l'empyème, fit, en cinq mois, ponctions à un enfant de 11 ans et fut obligé de menacer l'entourage de se retirer pour qu'on lui permît de pratiquer, au bout de ce temps, une opération radicale qui amena la guérison en moins de deux mois.

Il nous semble donc qu'une fois le liquide reproduit on

1. Bouchut, *Gaz. des Hôpitaux*, 1873.
2. Gimbert, *Lyon médical*, 1875.

doit traiter l'abcès pleural, suivant l'expression de M. le professeur Richet (1), comme un abcès extérieur.

La canule à demeure a donné de bons résultats dans certains cas, surtout chez les enfants (Roger, *loco citato*).

Il nous semble cependant que dans les cas de pleurite phlegmoneuse du genre de celui que nous avons rapporté il vaudra mieux pratiquer l'empyème combiné avec des lavages faits soit au moyen d'un simple tube à drainage comme dans notre cas, soit mieux encore au moyen du syphon de Potain.

CONCLUSIONS

Il nous semble résulter de l'étude de notre observation que nous avons eu sous les yeux une variété spéciale de pleurésie à épanchement purulent d'emblée :

1° Cette forme de pleurésie qui paraît spéciale au jeune âge reconnaît pour causes déterminantes les fatigues excessives, le surmenage agissant à une période où le développement n'est pas terminé ;

2° Son début est précédé ou accompagné de symptômes généraux avec état typhoïde plus ou moins marqué ;

3° L'âge des malades, les conditions causales, l'état général du début, l'existence de douleurs articulaires ou périarticulaires établissent un rapport évident entre cette variété d'empyème et l'ostéo-périostite phlegmoneuse diffuse ;

1. Richet. Discussion sur l'empyème. Bulletins de l'Académie 1872.

4° On pourrait par analogie la dénommer : pleurésie phlegmoneuse des jeunes sujets ;

5° Le diagnostic une fois établi et confirmé par une ponction, on devra dans les cas de ce genre recourir aussi rapidement que possible aux procédés radicaux permettant l'évacuation constante du pus et le lavage fréquent de la cavité.

TABLE DES MATIÈRES

Introduction 5
Observation 6
Histoire et Étiologie 16
Symptômes et Marche 24
Diagnostic 30
Anatomie pathologique 33
Pronostic 35
Traitement 36
Conclusions 40

Imprimerie A. DERENNE, Mayenne. — Paris, boulevard Saint-Michel, 52.

Imprimerie A. Derenne, Mayenne. — Paris, boulevard Saint-Michel, 52.

www.ingramcontent.com/pod-product-compliance
Ingram Content Group UK Ltd.
Pitfield, Milton Keynes, MK11 3LW, UK
UKHW020357250726
13967UKWH00005B/2327

9 782013 067546